Pooja Attrey (PT)

O BEBÉ e VOCÊ

Pooja Attrey (PT)

O BEBÉ e VOCÊ

Um guia prático para os novos pais!

ScienciaScripts

Imprint
Any brand names and product names mentioned in this book are subject to trademark, brand or patent protection and are trademarks or registered trademarks of their respective holders. The use of brand names, product names, common names, trade names, product descriptions etc. even without a particular marking in this work is in no way to be construed to mean that such names may be regarded as unrestricted in respect of trademark and brand protection legislation and could thus be used by anyone.

Cover image: www.ingimage.com

This book is a translation from the original published under ISBN 978-620-2-30760-4.

Publisher:
Sciencia Scripts
is a trademark of
Dodo Books Indian Ocean Ltd. and OmniScriptum S.R.L publishing group

120 High Road, East Finchley, London, N2 9ED, United Kingdom
Str. Armeneasca 28/1, office 1, Chisinau MD-2012, Republic of Moldova, Europe
Printed at: see last page
ISBN: 978-620-8-25014-0

DEDICADO AO

MEU FILHO,

POR ME ENSINAR DIARIAMENTE

A SER UMA PESSOA MELHOR DO QUE

ERA NO DIA ANTERIOR!

ÍNDICE DE CONTEÚDOS

CAPÍTULO 1

1. INTRODUÇÃO

O primeiro ano de vida de um bebé é, sem dúvida, um dos maiores desafios e significados ao mesmo tempo! Ao mesmo tempo que tem de lidar e aprender a sobreviver no novo mundo exterior, o bebé tem de passar por muitas mudanças a nível físico e neurológico, de modo a cumprir vários marcos do seu crescimento e desenvolvimento.

É muita coisa para fazer por um bebé. Mas, por outro lado, é também uma fase de aprendizagem para os novos pais. Diz-se, com muita propriedade, que o bebé dá origem aos pais, pois estes já existiam como alunos! Na verdade, é esmagador para os pais satisfazerem as exigências da parentalidade da nova era, ao mesmo tempo que tentam proporcionar uma parentalidade holística (física, mental, espiritual, emocional, social e psicológica). Além disso, sendo ingénuos na compreensão básica do crescimento e desenvolvimento do bebé, torna-se cada vez mais difícil para eles interpretar as necessidades e exigências de um bebé com a sua comunicação não verbal.

Por isso, para ajudar os novos pais nesta viagem e facilitar um pouco as coisas para o bebé, eis uma tentativa de fornecer informações básicas sobre os bebés, as etapas a atingir e uma orientação pré-histórica sobre COMO CUIDAR DE UM BEBÉ NO PRIMEIRO ANO, juntamente com os sinais vermelhos a que deve estar atento! Tenha uma boa leitura.

Softest The Most
welcome
Give The Best
You, Chose
Love & To
This A Little
More & Add More
Glare, Give Them Best!
www.parentingnall.com

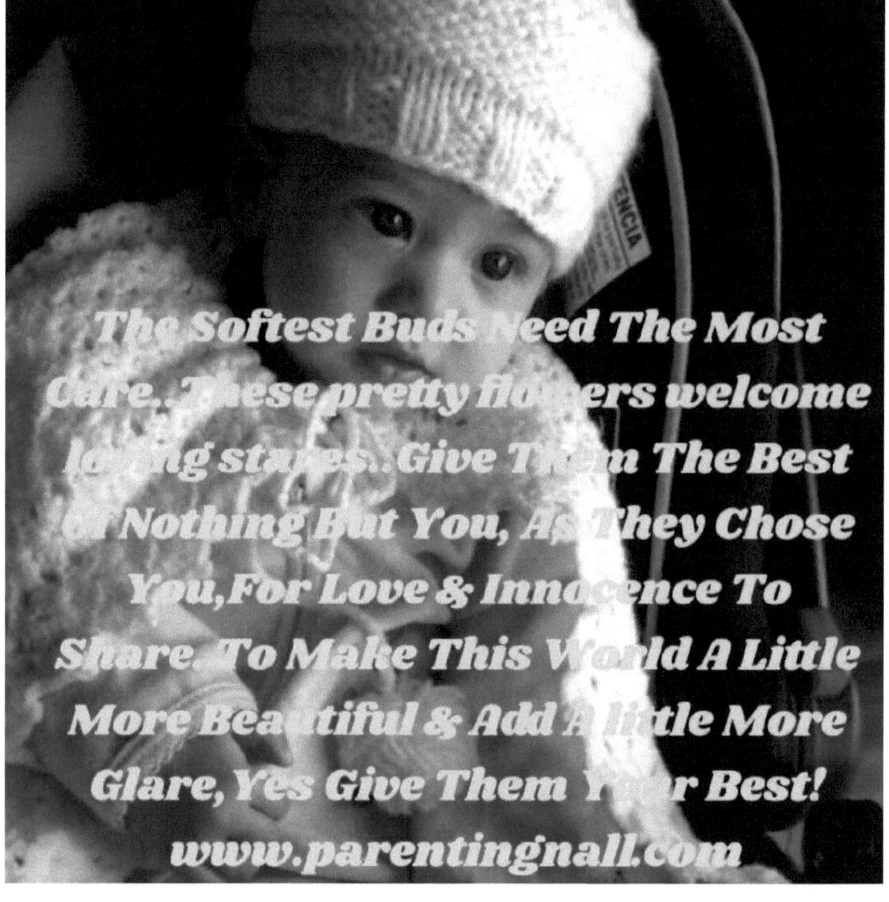

Os botões mais macios precisam de mais cuidados!

CAPÍTULO 2

2. CRESCIMENTO DOS BEBÉS

CRESCIMENTO DO CÉREBRO

Como um recém-nascido acariciado pode parecer tão fofo nos seus braços, mas por detrás dos seus membros agitados, da sua visão difusa e dos seus choros sem razão aparente, esse pequeno cérebro de vento já começou a mudar e a amadurecer de acordo com os estímulos ambientais que recebe desde o seu primeiro momento no mundo. A mudança de movimentos de manobra para movimentos perfeitamente controlados dá-se à medida que o cérebro amadurece. Antes de lá chegarmos, vamos perceber um pouco sobre o cérebro humano.

A estrutura mais complexa do universo;

O cérebro humano divide-se *em* ***cérebro, cérebro médio, cerebelo e tronco cerebral***. Cada parte tem caraterísticas e funções distintas.

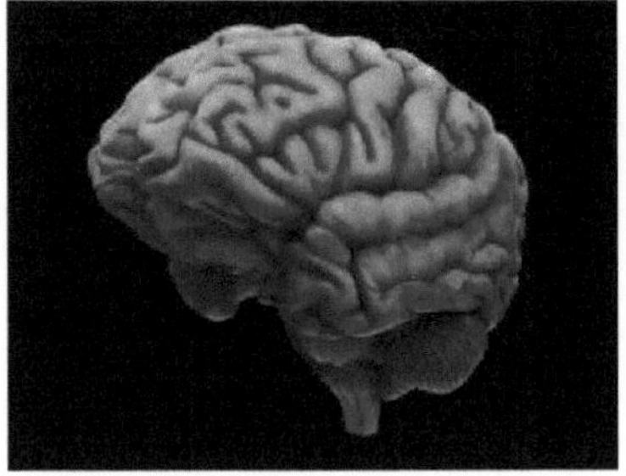

A) CEREBRO - Sendo a maior parte do cérebro humano, o cérebro está associado às funções cerebrais superiores, como os pensamentos e as acções. É uma estrutura em forma de noz com metades direita e esquerda iguais. Os hemisférios direito e esquerdo do cérebro estão ligados por uma estrutura conhecida como corpo caloso. Cada metade do cérebro está dividida em quatro lóbulos. Estes quatro lóbulos têm funções diferentes.

1. **Lobo frontal** - Situa-se mesmo atrás da testa. Esta parte do cérebro é responsável pelo ***pensamento, emoções, memória, personalidade e acções voluntárias*** do bebé***, como andar e resolver problemas***. O lobo frontal esquerdo é responsável pelo desenvolvimento da linguagem, ao passo que o lobo frontal direito é responsável pela avaliação da distância, pela consciência espacial e pelo armazenamento de memórias visuais. As funções do lobo frontal aumentam realmente entre os 6 e os 12 meses de idade, uma vez que é o período inicial de exploração dos bebés, mas, de um modo geral, amadurecem em surtos e podem demorar anos a desenvolver-se. As novas funções que se desenvolvem ao longo da vida continuam a alterá-lo.
2. **Lobo temporal** - situa-se nos lados da cabeça do bebé, por baixo das têmporas. Destina-se a controlar ***a audição, a linguagem (até certo ponto), o olfato e algumas emoções como o medo.*** A parte superior do lobo temporal ajuda a compreender o significado das palavras enquanto ouve. O lobo temporal também ajuda a criar memórias; o lado direito está envolvido nas memórias visuais e o lado esquerdo nas memórias verbais.

3. **Lobo parietal -** situa-se atrás do lobo frontal, perto da coroa da cabeça. Ajuda o bebé a compreender e a reconhecer os objectos que tem na mão, desenvolvendo um melhor ***sentido do tato, das texturas e da coordenação olho-mão.*** Esta parte do cérebro também controla o sentido do paladar.
4. **Lobo occipital -** situa-se na parte de trás da cabeça. Controla ***a visão e o reconhecimento visual***. A visão é o sentido menos desenvolvido à nascença, pelo que, para desenvolver um melhor funcionamento, o bebé precisa de receber estímulos visuais contínuos, mostrando-lhe coisas ou objectos diferentes desde cedo.

8. CÉREBRO MÉDIO - situa-se na junção dos dois hemisférios cerebrais e na base da cabeça, perto da nuca. Ambos são responsáveis pela ***qualidade das funções motoras,*** pelo ***equilíbrio e*** pela ***coordenação.*** A principal função do cerebelo é recolher informações sobre qualquer atividade em curso (feedback), por exemplo, andar, a partir de várias entradas sensoriais do corpo e, em seguida, transmitir essas informações aos centros superiores (cérebro) e receber o comando de ação resultante do cérebro para as partes do corpo em causa para um melhor funcionamento.

9. tronco cerebral - está localizado na parte superior da medula espinal no pescoço. O tronco cerebral é uma área altamente desenvolvida à nascença. É apenas ele que controla e regula ***as funções básicas do corpo, como a respiração, a tensão arterial, o ritmo cardíaco, a digestão e os movimentos oculares***. Os reflexos inatos, como o ***sobressalto e a sucção***, também são controlados apenas pelo tronco cerebral.

CRESCIMENTO DO CÉREBRO - o desenvolvimento do cérebro começa cerca de 3 semanas após a conceção, passando de um tubo oco para uma massa estrutural totalmente definida. Este crescimento ocorre de forma irregular, o que se designa por ***surtos de crescimento cerebral***. Aquando do nascimento, apenas o tronco cerebral está completamente funcional. O cérebro à nascença tem 1/4 a 1/3 do volume do cérebro adulto. Cresce a um ritmo muito mais rápido durante o primeiro ano de vida e atinge cerca de 90% do volume do cérebro adulto aos 3 anos de idade. À medida que o cérebro é influenciado por diferentes estímulos ambientais, emocionais e físicos nos primeiros anos, os arranjos neurais entre as diferentes partes do cérebro vão mudando e, a partir daí, observa-se um controlo e funções cerebrais mais controlados e qualitativos. Mais tarde, as repetições (prática) tornam-se a principal causa de uma mudança bastante estável na função cerebral.

O QUE É QUE OS PAIS PODEM FAZER?

É aconselhável que os pais se envolvam com a criança logo após o seu nascimento. Para além do papel de provedor, um pai precisa de ser mais um confidente. O estímulo correto para o crescimento do cérebro ocorre durante a maior parte das tarefas obrigatórias, como pegar na criança, brincar, falar, dar de comer, dar banho, etc. Quanto mais o toque humano, os cheiros ou outros estímulos simples chegam à criança, mais os neurónios do seu cérebro se tornam activos, encorajando assim o crescimento do cérebro. Durante os primeiros meses de vida, as crianças têm tendência a captar inconscientemente informações do ambiente imediato. Por isso, desde o início, tente criar um ambiente saudável e encorajador em sua casa.

CRESCIMENTO FÍSICO DOS BEBÉS

O crescimento físico do bebé é medido em termos de aumento de peso e de altura. À medida que envelhecem, crescem em peso e altura, mas infelizmente este crescimento não é semelhante em todo o mundo. As razões podem ser a etnia, a raça, a genética, a influência ambiental e a nutrição. Geralmente, **os bebés crescem mais depressa no primeiro ano de vida e, mais uma vez, há um surto de crescimento por volta da adolescência**.

Os gráficos de crescimento são utilizados para verificar se o bebé está a ganhar peso suficiente e a altura adequada à idade. **A maioria dos bebés duplica o seu peso à nascença até aos 5-6 meses de idade e triplica-o até ao seu primeiro aniversário. Também há um aumento de 1 a 1,5 vezes no comprimento à nascença até ao primeiro ano.**

O gráfico de crescimento para **BABY BOYS** é dado abaixo para referência.

PESO	**(em Kg)**	**ALTURA (em cms)**
À nascença2	.	647.1
Aos 3 meses5	.	359.1
Aos 6 meses6	.764	.7
Aos 9 meses7	.	468.2

Em 1 ano8	.	473.9
Aos 2 anos10	.	181.6
Aos 3 anos11	.888	.9
Aos 4 anos13	.596	.0
Aos 5 anos14	.8102	.1

O gráfico de crescimento para **MENINAS** é dado abaixo para referência.

PESO	**(em Kg)**	**ALTURA (em cms)**
À nascença2	.	646.7
Aos 3 meses5	.	058.4
Aos 6 meses6	.	263.7
Aos 9 meses6	.967	.0
Em 1 ano7	.	872.5
Aos 2 anos9	.680	.1
Aos 3 anos11	.	287.2
Aos 4 anos12	.994	.5
Aos 5 anos14	.	5101.4

NOTA: ***TODOS ESTES VALORES SÃO ESTIMADOS. PODEM OCORRER***

VARIAÇÕES SUBJECTIVAS DE ACORDO COM A ETINICIDADE E A RAÇA. CONSULTE O SEU PEDIATRA EM CASO DE DÚVIDA.

O QUE É QUE OS PAIS PODEM FAZER?

No que diz respeito ao crescimento físico, o aparente é responsável por fornecer uma nutrição adequada e actividades de estimulação do crescimento que devem ser específicas para cada idade. É de notar que, apesar das melhores condições nutricionais, algumas crianças não têm um crescimento físico adequado de acordo com os gráficos de crescimento padrão. Nessas alturas, pode ser necessário consultar um pediatra.

CAPÍTULO 3

3. DESENVOLVIMENTO EM BEBÉS

Logo após o seu primeiro momento no mundo (e, para alguns atributos, mesmo antes disso), os bebés começam a desenvolver vários sentidos e aptidões, por muito noob que possam parecer! Para facilitar, o desenvolvimento do bebé pode ser melhor compreendido sob os seguintes títulos gerais

1. **Desenvolvimento Motor** - Corresponde à progressão de movimentos reflexos aleatórios e involuntários para movimentos voluntários, corretamente controlados e executados com bom sentido. Isto acontece gradualmente à medida que o seu controlo neuromuscular amadurece.
2. **Desenvolvimento sensorial -** Como é que os bebés aprendem os vários sentidos básicos e especializados, como o tato, a visão, a audição, o paladar, o olfato, a discriminação espacial, etc.

A)DESENVOLVIMENTO MOTOR

O termo **"desenvolvimento motor"** de um bebé refere-se a mudanças relacionadas com a idade nas suas capacidades de produzir movimentos ou tarefas físicas voluntárias. Um recém-nascido não tem qualquer controlo voluntário, uma vez que o seu sistema nervoso ainda não está muito desenvolvido. Assim, durante os primeiros dias de vida, o corpo de um recém-nascido é maioritariamente governado por reflexos. À medida que envelhece, o seu sistema nervoso torna-se mais maduro, aprende gradualmente a controlar os movimentos dos grandes músculos e, mais tarde, os movimentos finos mais precisos que resultam da atividade dos pequenos músculos. São as chamadas competências motoras grossas e finas, respetivamente.

Em geral, o desenvolvimento motor segue **padrões**

- O desenvolvimento muscular e a coordenação progridem da cabeça aos pés. O bebé aprende primeiro a controlar a cabeça e o pescoço. Também ocorre de proximal para distal, ou seja, os músculos próximos do centro do corpo desenvolvem-se e ganham força primeiro. Por exemplo, os músculos do ombro fortalecem-se primeiro do que os do cotovelo e, mais tarde, do pulso, da mão e dos dedos.
- As respostas são, antes de mais, gerais. Por exemplo, um bebé de um mês pode ouvir o som do guizo, mas um bebé de 3-4 meses vai ouvi-lo, vai virar-se na sua direção e tentar alcançá-lo.

O desenvolvimento motor dos bebés pode ser entendido da seguinte forma

- **Reflexos neonatais**
- **Desenvolvimento da motricidade grossa**
- **Desenvolvimento da motricidade fina**

i) REFLEXOS NEONATAIS-

Os reflexos neonatais são actividades motoras brutas ou movimentos que o recém-nascido apresenta em resposta a determinados estímulos. Estes reflexos são de natureza inata, ou seja, estão presentes à nascença e não são aprendidos de outra forma, são uma espécie de pré-instalação.

Porque é que os reflexos neonatais são importantes?

Estas são as únicas formas que a natureza encontrou para fazer um recém-nascido sobreviver fora do útero da mãe! Por exemplo, a respiração é um reflexo neonatal inato e, escusado será dizer, muito importante para a manutenção da vida. Se não fosse assim, quem e como é que se poderia ensinar a respirar a um recém-nascido?

Alguns reflexos amadurecem e desaparecem numa certa idade e outros permanecem ao longo da vida, dependendo da sua função, que é descrita a seguir. **1) Respiração -** É o primeiro reflexo que o próprio bebé experimenta no mundo exterior. Pode ser explicado simplesmente como a capacidade de respirar com estímulos internos, como a procura de oxigénio por várias células do corpo. Este reflexo mantém-se para sempre, mas quando o bebé cresce, também é capaz de controlar voluntariamente o ritmo/velocidade da respiração.

2) Pestanejar - É um reflexo bastante protetor que resulta no fecho dos olhos quando se mostra uma luz brilhante ao bebé ou quando ele ouve palmas perto da sua cabeça. Este também é um reflexo permanente.

3) Reflexo de enraizamento - Quando acariciado perto da bochecha, o bebé vira a cabeça para a fonte. Inicialmente, ajuda o bebé a encontrar o mamilo para se alimentar. Este reflexo desaparece por volta das 3-4 semanas de idade, uma vez que o virar voluntário da cabeça pode surgir nessa altura.

4) **Reflexo de sucção -** Quando se põe algo na boca do bebé, ele começa a chupar. Este reflexo ajuda-o a alimentar-se e, assim, a sustentar a sua vida. Amadurece por volta dos 4 meses de idade, altura em que é substituído pela sucção voluntária.

5) **Reflexo de natação -** Sim, é o que o seu bebé tem feito no seu ventre durante todo este tempo! Quando é confrontado com uma piscina de água, o bebé começa a remar e a acariciar as mãos para evitar afogar-se. Trata-se de um resquício do domínio da mesma técnica no período fetal. Normalmente, este reflexo desaparece aos 6 meses de idade.

6) **Reflexo de preensão -** quando um dedo é colocado na mão de um bebé, este agarra-o espontaneamente. Prepara o bebé para a preensão voluntária. Normalmente desaparece aos 3-4 meses de idade.

7) **Reflexo de Moro -** Qualquer movimento súbito ou ruído forte faz com que o bebé se assuste. O bebé estende os braços e as pernas e depois puxa-os para o corpo. Este reflexo desaparece aos 4-5 meses de idade.

8) **Resposta de pisar -** quando um bebé é segurado debaixo dos braços e lhe é permitido tocar numa superfície plana com os pés descalços, ele imitará o pisar com os pés. Este reflexo prepara-o para a marcha. Desaparece por volta dos 3-4 meses de idade.

9) **Reflexo tónico -** quando a cabeça do bebé, que está deitado acordado de costas,

é virada para um lado, o seu corpo vira-se para o mesmo lado. Os braços do mesmo lado ficam estendidos enquanto o outro braço fica fletido. Pensa-se que este reflexo prepara o bebé para o alcance voluntário. Desaparece aos 4 meses de idade.

10) **Reflexo de Babinski** - quando se acaricia a sola do pé de um bebé, os dedos ficam para fora e o pé move-se para dentro. Esta resposta pode ser uma estratégia de proteção para o futuro, como resposta a uma picada dolorosa no pé quando se anda descalço. Desaparece algures entre os 8 e os 12 meses de idade.

O QUE É QUE OS PAIS PODEM FAZER?

No que diz respeito aos reflexos do bebé, os pais devem conhecer o significado e a finalidade destes reflexos. Além disso, devem ter uma ideia do tempo previsto para o aparecimento e a maturidade (desaparecimento) dos reflexos. Isto pode ainda ser utilizado no caso de diagnóstico de perturbações do desenvolvimento se os reflexos do bebé persistirem durante um período de tempo superior ao previsto.

ii) DESENVOLVIMENTO BRUTO DO MOTOR

O termo **"competência motora geral"** refere-se a competências físicas que utilizam movimentos corporais amplos provocados por grandes grupos musculares. Estas competências envolvem geralmente todo o corpo. Os bebés aprendem-nas gradualmente. Pode haver excepções, mas, de um modo geral, um bebé saudável é suscetível de adquirir competências motoras grosseiras específicas até uma certa idade, como se explica a seguir

0 a 6 meses - Um recém-nascido não tem qualquer controlo motor, pelo que é mais provável que seja frouxo. Por volta dos 3 meses, o controlo da cabeça e do pescoço começa a desenvolver-se. Assim, nesta idade, o bebé pode tentar levantar a cabeça para olhar para algo. Entre os 4 e os 5 meses, o bebé aprende a rolar de costas e depois para a frente. Por volta dos 6 meses, o bebé domina o controlo da cabeça e do pescoço e o rolar. Pode também começar a sentar-se com apoio.

6-12 meses - Aos 6-7 meses, o bebé tenta gatinhar e, aos 8 meses, a maioria dos bebés consegue sentar-se de forma independente. Aos 8-9 meses, o bebé é capaz de transitar entre diferentes posições, como sentado ou deitado no chão. Mais tarde, depois de dominar o gatinhar, é mais provável que os bebés consigam ficar de pé. Aos 10-11 meses, tendem a dar alguns passos enquanto se agarram ao apoio da mobília. Por volta dos 12 meses, consegue dar 1 a 2 passos de marcha autónoma.

1-2 anos - entre 1,3 e 1,6 anos, a maioria dos bebés domina a posição sentada, de pé e a marcha. Embora o andar ainda seja de base larga, numa tentativa de manter o equilíbrio, as quedas são menos frequentes. A partir dos 1,6 anos, o bebé começa a andar mais suavemente e consegue apanhar algo do chão sem tropeçar. É capaz de subir e descer 1-2 escadas. Mais tarde, pode começar a correr.

2-3 anos - Neste período, os seus movimentos são muito mais fortes e coordenados do que antes. Pode imitar uma perna em pé. Apresenta uma melhor coordenação dos movimentos das mãos e das pernas ao andar. Consegue subir escadas, ginásios de selva e pode andar de triciclo ou de bicicleta. Agora também é capaz de fazer ponta dos pés.

3-4 anos - as crianças desta idade são melhores a lançar e a apanhar uma bola devido à sua melhor coordenação neuromuscular e mão-olho. São capazes de se apoiar num pé durante 5 segundos e saltar. Também conseguem andar sobre uma linha sem se desequilibrarem.

4-5 anos - Podem andar para trás sem cair. Também podem subir escadas segurando um objeto nas mãos. Podem girar e virar rapidamente durante um jogo de bola.

Conseguem saltar para a frente 10 ou mais vezes sem cair. Conseguem realizar tarefas mais complexas, como pendurar-se numa barra durante algum tempo e saltar numa só perna.

O QUE É QUE OS PAIS PODEM FAZER?

Para favorecer o desenvolvimento da motricidade grossa, a criança deve ser estimulada através de certas actividades que a obriguem a utilizar os grandes músculos e movimentos do corpo. Por exemplo

- Mostrar um objeto em movimento, exigindo que a criança mova o pescoço em diferentes direcções.
- Fazer com que ele alcance um brinquedo enquanto está deitado (estimulando o gatinhar)
- Obrigá-lo a sentar-se e deixá-lo alcançar os seus brinquedos mantidos à

distância

- Obrigá-lo a ficar de pé com uma barra ou cadeira

Muitas dessas actividades podem ser pensadas e implementadas de acordo com as especificações do ambiente doméstico.

iii) DESENVOLVIMENTO DE MOTORES FINOS

O desenvolvimento da motricidade fina é constituído por movimentos ou habilidades realizadas por músculos finos. Estes requerem grande precisão e coordenação neuromuscular. Por exemplo, os movimentos dos dedos e da mão ao apanhar um alfinete.

Estas desenvolvem-se após a motricidade grossa e são reformadas e aperfeiçoadas ao longo dos anos da pré-adolescência e da idade adulta. Algumas das competências motoras finas, de acordo com a idade, são as seguintes

- **1 a 3 meses -** o bebé usa o reflexo de preensão para segurar objectos colocados na mão.
- **3 a 4 meses -** O reflexo de agarrar desaparece e o bebé segura voluntariamente qualquer objeto colocado na sua mão.
- **4 a 5 meses -** consegue segurar e abanar chocalhos. Tenta alcançar objectos voluntariamente.
- **6-7 meses -** Pode segurar perfeitamente objectos cilíndricos com as mãos. Tenta também transferir objectos de uma mão para outra.

- **8-10 meses** - capaz de apontar para coisas com os dedos indicadores, de segurar objectos entre o polegar e os dedos. Também aprende a largar objectos deliberadamente.
- **11-12 meses** - pode segurar o bebedouro com a mão e consegue fechar e abrir a tampa. Pode rolar a bola no chão e segurar o lápis de cera com os dedos.
- **15 meses** - Consegue fazer uma torre com dois blocos. Começa a atirar coisas para o chão. Pode ser capaz de se despir, começando pelos sapatos.
- **2 anos** - consegue construir uma torre de 8 blocos. Também consegue virar páginas de livros, puxadores de portas, desabotoar botões grandes, colocar missangas em atacadores?
- **3 anos** - consegue segurar o lápis de cera com uma preensão normal de adulto. Faz desenhos aleatórios e consegue cortar papel ao meio. Pode também encontrar objectos na areia sem olhar.
- **4 anos** - conseguem delinear objectos. Segurar com firmeza objectos mais finos, como cordões finos. É capaz de fazer vários padrões utilizando os seus blocos e formas.
- **5 anos** - pode vestir-se sem ajuda. Pode colocar contas mais pequenas nas linhas da agulha.

O QUE É QUE OS PAIS PODEM FAZER?

Para aperfeiçoar as capacidades motoras finas da criança, os pais devem incorporar actividades que visem a realização de actividades com as mãos e os dedos, nomeadamente

- Apanhar e segurar pequenos objectos durante a triagem
- Transferência de pequenos objectos de uma mão para outra
- Agarrar em objectos com diferentes formas de agarrar, como entre o polegar e o indicador ou entre os dedos

B) DESENVOLVIMENTO SENSORIAL

Não demora muito para que um recém-nascido reconheça o cheiro ou o toque da sua mãe. Graças à rápida maturação das partes correspondentes do seu cérebro que controlam e interpretam estes fenómenos sensoriais. Os cinco sentidos básicos do recém-nascido, ou seja, o tato, o olfato, o paladar, a audição e a visão, são as portas de entrada para a experiência dos fenómenos do mundo. Embora alguns destes sentidos comecem a desenvolver-se durante a vida fetal, todos eles surgem durante a vida pós-natal, quando a criança começa a fazer parte do ambiente de forma consciente.

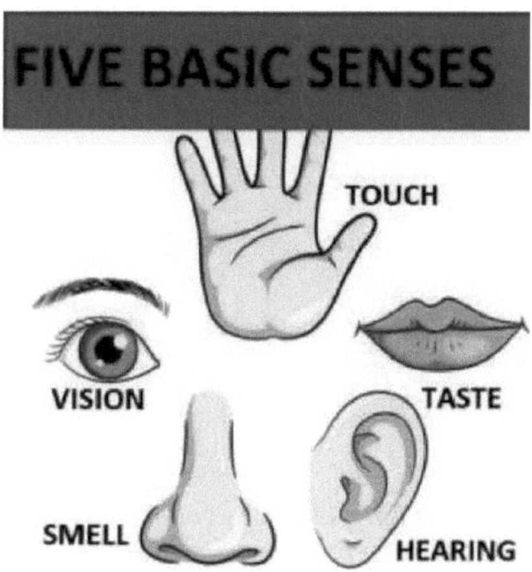

Tato - É o primeiro sentido a desenvolver-se e talvez o mais importante na infância. A partir das 7-8 semanas de gravidez, por volta das 32 semanas, todas as partes do corpo do bebé são sensíveis ao toque. *Lembra-se de como as mulheres do meio lhe ensinavam a acalmar um bebé que dava pontapés, dando-lhe palmadinhas lentas na barriga, ou a estimular um bebé preguiçoso, fazendo-lhe cócegas ou tocando-lhe com força na barriga. Bem, agora já sabe a razão!* O seu bebé consegue sentir o seu toque mesmo antes do nascimento. Esta sensibilidade aumenta particularmente durante os primeiros dias de vida do bebé e vai amadurecendo ao longo dos primeiros anos.

Audição - Também começa a desenvolver-se no útero. Por volta das 20 semanas de gravidez, o bebé consegue ouvir os seus batimentos cardíacos, a sua voz e a agitação dos alimentos à medida que estes são digeridos no seu corpo. A capacidade de distinguir entre vários sons (discriminação auditiva) desenvolve-se rapidamente após o nascimento. Os estudos mostram que mesmo um bebé de 3 dias consegue distinguir qualquer novo som da fala introduzido e que um bebé de um mês consegue distinguir sons próximos como "ba" e "pa". Por volta dos 3 meses de idade, o bebé pode gorgolejar como tentativa de responder ao som da sua voz. *Tudo o que o bebé ouve desde o momento em que nasce irá lançar as bases do seu desenvolvimento linguístico mais tarde.* Por isso, continue a falar com o seu bebé exatamente como espera que ele fale mais tarde.

Olfato e paladar - Estes sentidos também começam a desenvolver-se durante a gestação, quando o bebé aspira e cheira o líquido amniótico no útero. Os recém-nascidos preferem cheiros suaves e doces e ficam agarrados quando são apresentados a cheiros fortes ou desagradáveis. Também preferem o sabor doce ao salgado, picante ou amargo. Embora algumas preferências gustativas sejam inatas, as que se desenvolvem durante a infância podem perdurar mais tarde na vida. Por isso, é aconselhável expor conscientemente os bebés a diferentes sabores de alimentos saudáveis através do leite materno.

Visão - É o sentido menos desenvolvido à nascença. Os recém-nascidos têm uma visão turva, a preto e branco e difusa. Não conseguem ver para além de 20-30 cm. Isto significa que só conseguem ver o rosto da pessoa que os segura suficientemente perto. A sua visão periférica é muito estreita e ambos os olhos têm os seus próprios campos que podem aparecer como um ligeiro estrabismo nos recém-nascidos. Por volta dos 2-3 meses de idade, os bebés podem começar a processar as cores e o rosto dos pais. À medida que envelhecem, adquirem a discriminação das cores e a visão ao longe. A visão binocular - utilização de ambos os olhos para focar, permitindo a perceção da distância - desenvolve-se após os 4-5 meses. *Com 1 ano de idade, a visão do bebé é metade da visão adulta completamente desenvolvida, que amadurece por volta dos 2 anos de idade.*

O QUE UM PAI PODE FAZER!

Dar um estímulo adequado à idade para todos estes sentidos, como a introdução de cores ou cheiros gradualmente, de menor intensidade para maior, pode revelar-se benéfico para o desenvolvimento normal destes sentidos.

CAPÍTULO 4

4. 1CUIDADOS INFANTIS-UM GUIA PARA NOVOS PAIS

Um bebé recém-nascido é uma criatura pequenina que precisa urgentemente de cuidados e calor desde o seu primeiro segundo no mundo. É tão impressionante pegar em algo que alimentámos no nosso corpo durante nove meses inteiros. No entanto, os novos pais, apesar de estarem preparados ao máximo, podem não saber o que fazer com o que parece ser um bebé insanamente agitado nos seus braços. Aqui está um guia completo para os novos pais sobre o mesmo assunto, incluindo coisas básicas e importantes como segurar, alimentar, massajar, dar banho ou vestir um recém-nascido.

COMO PEGAR NUM BEBÉ?

No momento em que pega no seu recém-nascido pela primeira vez, o sentimento maternal surge tão naturalmente, mas as competências para a tarefa difícil que tem pela frente - cuidar desta nova parte da sua vida - podem ou não surgir instintivamente.

Seja qual for o caso, não se preocupe nem um pouco!

A melhor parte é que todas estas competências podem ser aprendidas com pouca força de vontade e muita paciência.

Por isso, aqui estamos nós para o ajudar!

Em primeiro lugar, vamos discutir a competência mais básica, mas muito importante, nos cuidados com o bebé **HOLDING!**

CONHECER O CORPO DE UM RECÉM-NASCIDO:-

Para Holding, é necessário saber os seguintes aspectos do seu corpo

1 . os recém-nascidos não têm controlo e força suficientes sobre o corpo. Têm um aspeto desajeitado e sentem-se frouxos durante as primeiras semanas.
2. a cabeça é a parte mais pesada do corpo, apoiada num pescoço delicado e fraco.
3. não têm qualquer controlo da cabeça e do pescoço até aos dois primeiros meses. Também não têm qualquer estabilidade e controlo das costas nos primeiros 4-5 meses.
4. Aos 2-3 meses, os bebés começam a desenvolver o controlo da cabeça e do pescoço, dominando-o aos 4 meses, e aos 5-6 meses começam a desenvolver o controlo dos músculos das costas, que dominam aos 8-10 meses.

Conclusão: O bebé deve ser pegado e segurado de acordo com a sua capacidade de controlar a cabeça, o pescoço e as costas. Até que o bebé desenvolva o controlo da cabeça, do pescoço e das costas, é necessário apoiar cautelosamente estas partes ao pegar, segurar e pousar o bebé.

COMO PEGAR NO BEBÉ-

1) Acima de tudo, seja calmo, confiante, carinhoso, mas muito cauteloso antes de pegar no bebé. Os bebés reagem instantaneamente às energias. Se estiver nervoso ou ansioso, ele sentir-se-á automaticamente inseguro e desconfortável.

Por outro lado, se estiver bem disposto, ele sentir-se-á imediatamente à vontade e confortável.

2) Cuidar da sua cabeça esponjosa. Há dois pontos, um mesmo por cima da testa e outro no vértice, que nunca devem ser pressionados. Para pegar no bebé em segurança, passe uma mão por baixo da cabeça dele, de forma a que a palma da mão apoie o pescoço e os dedos fiquem à volta e apoiem a cabeça. Passe a outra mão por baixo das nádegas do bebé. Segure a cabeça e as nádegas do bebé com firmeza e carinho.
3) Agora, pegue no bebé e aproxime-o do seu corpo.

SEGURANDO O BEBÉ-

Existem duas formas populares fáceis. O berço tradicional ou a pega de ombro.

A) CRADDLE HOLD - para este efeito, depois de pegar no bebé, certifique-se de que a cabeça do bebé está apoiada no seu peito.

1. Agora, deslize a sua mão de baixo para cima para apoiar o pescoço.

2. Mova suavemente a cabeça dele para a dobra do seu braço.

3. Agora que a cabeça e a braçadeira; o pescoço estão bem apoiados no berço do seu braço, as costas e o traseiro são suportados pela mesma mão do seu lado

4. A sua outra mão está agora livre para dar palmadinhas ou brincar com o bebé.

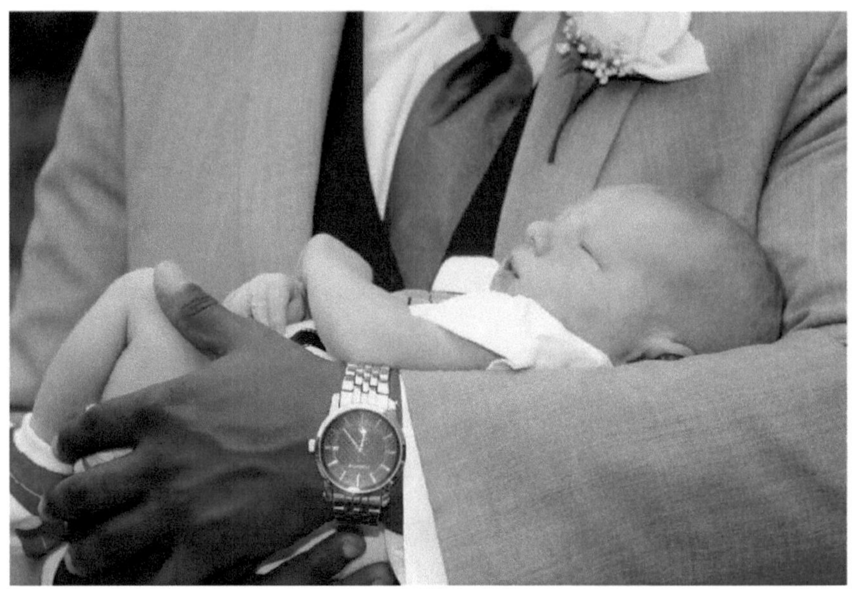

B) SHOULDER HOLD - Apoiar o bebé no seu ombro/peito superior, com a cabeça virada para um lado para uma respiração correta.

1. apoiar a cabeça e a braçadeira; o pescoço com uma mão. Colocar a outra mão por baixo das nádegas.

2) A partir desta posição, pode também colocar a mão do mesmo lado debaixo das nádegas e da braçadeira; utilize a outra mão para apoiar a cabeça e o pescoço.

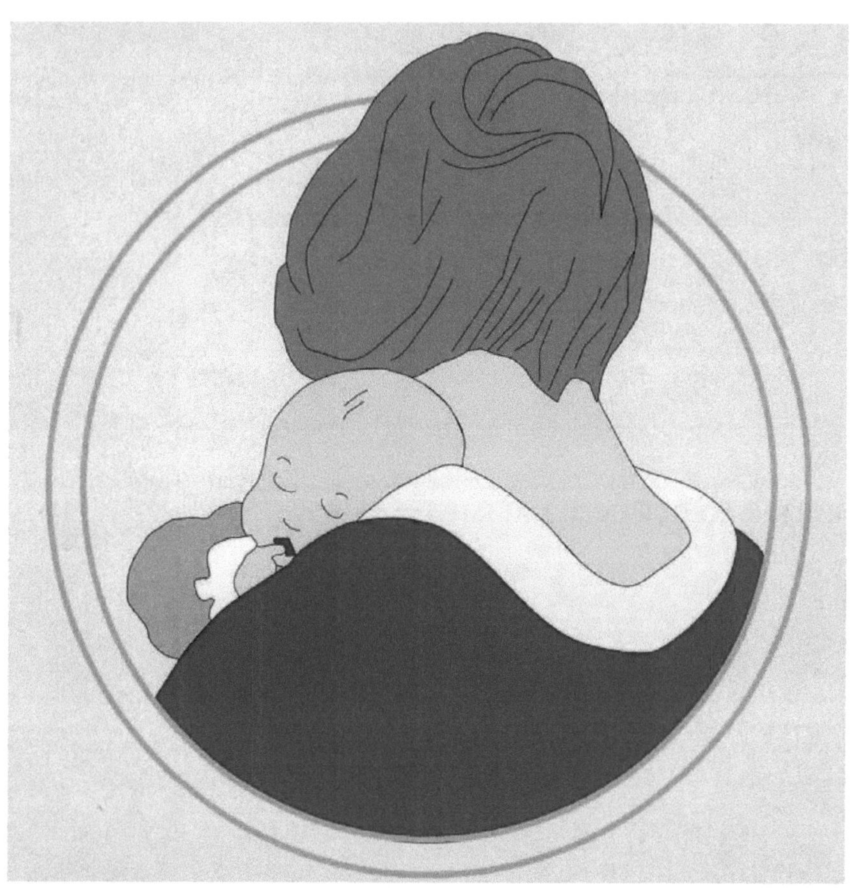

DEITAR **O BEBÉ -** Inverter todas as acções acima mencionadas para deitar o bebé em segurança.

TRANSFERÊNCIA DO RECÉM-NASCIDO PARA OUTRA PESSOA-

1) Certificar-se de que a outra pessoa está de preferência sentada enquanto manuseia o bebé para minimizar o risco de queda. Segurar o bebé com uma mão por baixo da cabeça e do pescoço e a outra por baixo das nádegas.
2) Agora, coloque cuidadosamente a cabeça do bebé na dobra do braço da pessoa

sentada. O braço e a mão da pessoa sentada devem apoiar as costas e o rabo do bebé.

3. nunca deixe o apoio de cabeça do bebé sem ter a certeza de que está devidamente estabilizado na dobra do braço da pessoa sentada.

Após os 6 meses, à medida que o controlo das costas do bebé se começa a desenvolver, pode segurá-lo ao ombro, fazê-lo sentar-se direito ao seu colo ou embalá-lo com os dois braços, mas segurando-o com cuidado e apoiando as suas costas.

RETENÇÃO DURANTE A ALIMENTAÇÃO-

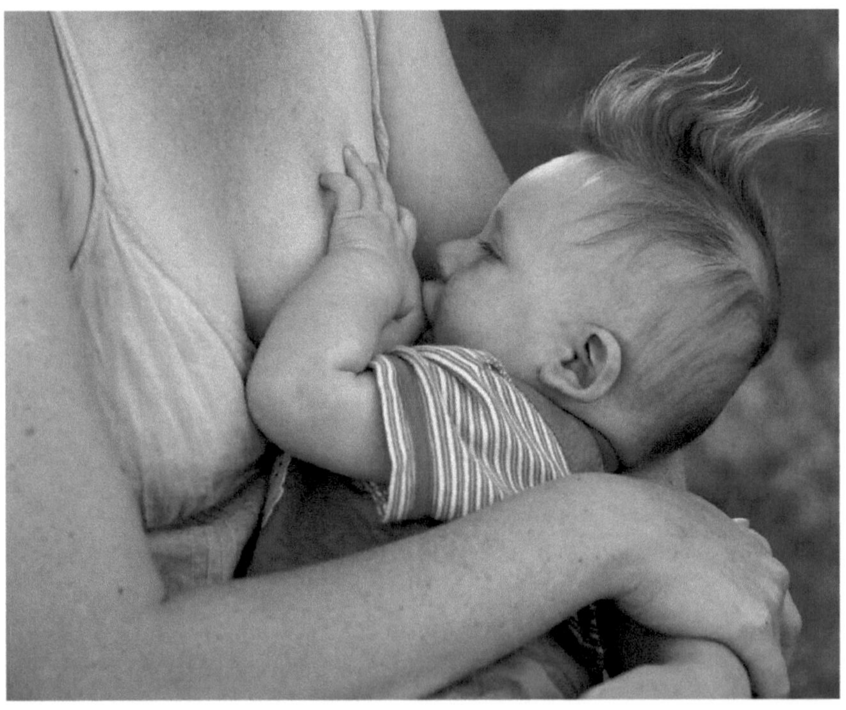

1. para amamentar, quando estiver confortavelmente sentada com o apoio adequado para as costas, o bebé pode ser embalado nos braços, sobre uma almofada de amamentação, ao colo.

2) Certifique-se de que o bebé está ao nível do peito, com o pescoço não muito dobrado.

3. os bebés tão pequenos podem engasgar-se devido a dificuldades respiratórias nesta posição, sem sequer apresentarem quaisquer sintomas! Chama-se a isto asfixia posicional, na qual, devido à restrição das vias respiratórias, o fornecimento de sangue ao cérebro diminui, o que pode provocar lesões cerebrais graves e até a morte! Por isso, certifique-se de que o pescoço do bebé não está muito inclinado para a frente.

4. para os bebés alimentados a biberão, a cabeça do bebé deve ser mantida ligeiramente acima da horizontal. Se for necessário ajustar a cabeça e o pescoço do bebé, não basta inclinar o biberão.

5. é aconselhável alimentar o bebé na posição sentada, pelo menos até aos primeiros 6 meses, para reduzir as probabilidades de engasgamento, regurgitação do leite e infecções dos ouvidos.

SEGURAR DURANTE O ARROTO-

1. para bebés até aos 4-5 meses de idade, segurar no ombro e bater ligeiramente na parte superior das costas do bebé até ouvir o som!

2) Para os bebés mais velhos, faça-os sentar-se ao seu colo, apoiando-os pela frente com uma mão. Acaricie a parte superior das costas com outra mão para fazer arrotar.

SEGURAR DURANTE O BANHO-

1) Pegar no bebé como indicado anteriormente, com uma mão debaixo da cabeça e outra debaixo do rabo.

2) Colocar cuidadosamente as nádegas do bebé na parte inferior de uma banheira ligeiramente inclinada, segurando a cabeça do bebé com uma mão.

3. agora, também com a ajuda da outra mão, muito cautelosa e lentamente, coloque a cabeça do bebé sobre a extremidade elevada da banheira. Uma vez terminado, pode prosseguir com o banho.

SEGURAR DURANTE O SONO-

Um bebé a dormir deve ser segurado com muito cuidado.

1 . pode fazê-lo dormir no berço, mas quando ele estiver a dormir profundamente, coloque-o no berço ou na cama. NUNCA durma com um bebé no seu colo. Isso pode causar novamente asfixia posicional.

2) Se o bebé se assusta facilmente durante o sono, considere a possibilidade de o aconchegar numa peça de tecido. Desta forma, o bebé sentir-se-á fechado,

confortável e confortável, mais seguro e poderá dormir mais tempo.

RETENÇÃO DURANTE A DESLOCAÇÃO-

1) Durante uma viagem de mais de uma hora, nunca segure o bebé no berço ou ao colo para evitar um risco potencial de choque.
2. se tiver de viajar frequentemente com o bebé, instale uma cadeira auto.

SEGURAR DURANTE AS TAREFAS DOMÉSTICAS-

Nunca tente fazer malabarismos com o bebé numa mão e com as tarefas noutra. Pode acabar por magoar os dois. Se for necessário, utilize um body wrap até aos 3-4 meses de idade e utilize um porta-bebés após os 4-5 meses de idade.

COMO ALIMENTAR UM BEBÉ?

Para alimentar um recém-nascido, prescreve-se a amamentação na primeira hora após o nascimento, mas no caso de um parto com cesariana, a mãe pode ainda não estar consciente. Assim, nos primeiros dias, os mais pequenos podem ser alimentados com leite artificial. A amamentação para a nova mãe pode ser uma experiência dolorosa nas primeiras mamadas. Mas não se preocupe, isso passa depressa.

A primeira coisa que precisa de aprender é sentar-se confortavelmente e embalar o seu bebé nos seus braços para que ele possa pegar no peito. Alguns bebés começam logo a sugar o leite, mas para outros é preciso ensinar a pegar no mamilo. Para isso, segure o rosto do seu bebé junto ao peito. A boca dele deve estar ao nível do mamilo. Pelo cheiro do leite, o bebé agarrará automaticamente a tetina na boca após algumas tentativas.

Algumas mães não amamentam de imediato. O médico pode tentar uma estimulação pele a pele com o bebé deitado no seu peito. A maioria das mães amamenta depois disto.

ALIMENTAR A NOVA ABELHA

1) Quando o bebé aprender a pegar no peito, dê-lhe o seu primeiro leite. Parece pouco sujo, mas é muito rico em nutrientes e reforça a imunidade.

2) Preste atenção aos sinais de fome dele. Ele pode choramingar um pouco ou chorar alto.

Ele pode tentar chupar tudo e mais alguma coisa que se aproxime da sua boca. Isto é um sinal para si de que ele tem fome.

3) Os recém-nascidos precisam de ser alimentados frequentemente... num intervalo de tempo muito pequeno. Pode ser cansativo para as mães recentes. Mas nos primeiros 2-3 meses, dê-lhe de comer sempre que ele pedir. A sua pequena barriga não consegue reter o leite durante muito tempo. Por isso, logo a seguir a urinar, ele terá fome.

4) Após os 3 meses, pode começar a manter intervalos entre as mamadas, mas certifique-se de que não ultrapassam as 2 horas. Gradualmente, o bebé, uma vez completamente alimentado, começará a exigir refeições após 2-3 horas.

5) Certifique-se de que o faz arrotar depois de cada mamada. Por vezes, os bebés

arrotam sozinhos, o que indica que a barriga está cheia, mas quando isso não acontece, pode fazê-los arrotar segurando-os contra o seu peito enquanto a cabeça deles está apoiada no seu ombro e batendo lentamente nas costas deles de cabeça para baixo com outra mão.

6) Algumas avós insistem em começar a alimentar com colher ou biberão desde o início. Não faça isso. Os movimentos da língua necessários para o aleitamento materno, o biberão e a colher são todos diferentes. Não confunda o bebé. Ele acabará por ficar confuso e a chorar, pois não conseguirá perceber como deve beber o quê. Este treino pode ser feito quando o bebé for um pouco mais velho.

NOTA-a) Os bebés têm tendência a regurgitar leite do nariz e da boca por vezes. É normal. Não entre em pânico. Da próxima vez, não se esqueça de o fazer arrotar.

b) Alguns bebés podem engasgar-se durante a alimentação. Por isso, segure o bebé corretamente. O pescoço do bebé não deve estar muito inclinado para alcançar o alimento.

c) Tentar NÃO usar chupeta. Esta inicia uma falsa estimulação para a alimentação.

NOTA: Não começar a tomar leite de fora até um ano de idade.

Leite materno expresso

1) Pode começar a extrair o seu leite com a ajuda de bombas manuais mecânicas de

Brest para utilização posterior. Estas bombas estão facilmente disponíveis no mercado e podem ser transportadas para o seu local de trabalho.

2) Para armazenar o leite extraído, podem ser adquiridas no mercado bolsas especiais que são multiusos e seguras.

3) Uma vez expresso, o BF deve ser refrigerado apenas nestas bolsas. Se as bolsas não estiverem disponíveis, conservar o BF num frasco de vidro, mas nunca num utensílio de plástico ou de metal.

4) Uma vez armazenado, o BF pode ser utilizado durante as próximas 12-16 horas em segurança.

5) É necessário aquecer o BF antes de o dar ao bebé. Para isso, coloque o BF num copo de aço e coloque-o num recipiente com água quente. Espere até ficar morno. Pode verificar a temperatura na pele das suas mãos. Pode agora dar o BF ao bebé por meio de um biberão, de uma colher ou de um copo.

6) Deite fora o BF que ficou de fora quando o bebé acabar de mamar.

NOTA- a) A BF armazenada assenta em camadas. A superior aquosa e a inferior cremosa. É necessário agitar e misturar bem antes de utilizar

b) Nunca aquecer diretamente o BF com gás ou numa caldeira. Destrói todo o seu valor nutritivo.

c) Ter em conta a lavagem e esterilização adequadas da bomba tira leite, das bolsas de armazenamento, dos utensílios envolvidos e dos biberões.

BOTTLE-FEED

Por vezes, o corpo de uma recém-mamã pode não conseguir amamentar, por uma razão ou por outra. Neste caso, 1) peça ao seu médico que lhe dê um medicamento para iniciar a lactação

2) Tentar o método pele a pele. Pode desencadear a lactação.

3) Procurar remédios caseiros para a lactação.

Mesmo que, depois de tudo isto, a lactação não aconteça, não se preocupe. Existem outras opções para manter o seu bebé saciado e saudável.

1) Pode utilizar leite em pó. Nan pro é um dos disponíveis. Há muitos outros por onde escolher. Os últimos leites em pó disponíveis têm quase a mesma composição que o leite materno.

2) Uma vez aberto, este pó deve ser armazenado em embalagens herméticas.

3) As instruções de utilização estão impressas nas embalagens com a idade.

4) A quantidade total de leite a alimentar durante o dia é calculada de acordo com o peso do bebé. São necessários 150 ml de leite por kg de peso corporal por dia.

5) O horário da alimentação e tudo o resto é igual ao dos bebés alimentados com leite

materno.

NOTA- a) Nunca utilizar leite de vaca para o bebé porque é deficiente em ferro

b) Se for necessário, pode utilizar leite de cabra ou leite de búfala/creme completo diluído numa proporção de uma para três partes.

COMO DAR BANHO A UM BEBÉ?

As mães de primeira viagem podem sentir-se um pouco preocupadas com o banho do seu recém-nascido. Dar banho ao seu bebé é uma experiência maravilhosa tanto para a mãe como para a criança. As bolhas e as gargalhadas, as lavagens e os salpicos, juntamente com muitos gemidos - a hora do banho é um momento perfeito do seu dia para envolver os sentidos do seu bebé e nutrir a vossa ligação. Os médicos recomendam normalmente o banho no primeiro dia, mas as mães têm de esperar até que o cordão umbilical se solte. Até lá, o banho de esponja é uma boa ideia. Assim que o cordão se soltar e estiver curado, pode dar-se um banho de corpo inteiro ao bebé. Tal como os adultos, os bebés novos não precisam de banhos diários. Uma ou duas vezes por semana é mais do que suficiente até o bebé começar a gatinhar e a ficar mais sujo. Deve ter o cuidado de limpar os órgãos genitais do seu bebé antes de cada mudança de fralda. Limpar o rosto do bebé com uma bola de algodão molhada é suficiente para manter a higiene básica.

Acessórios necessários-

Banheira de bebé/pia de limpeza

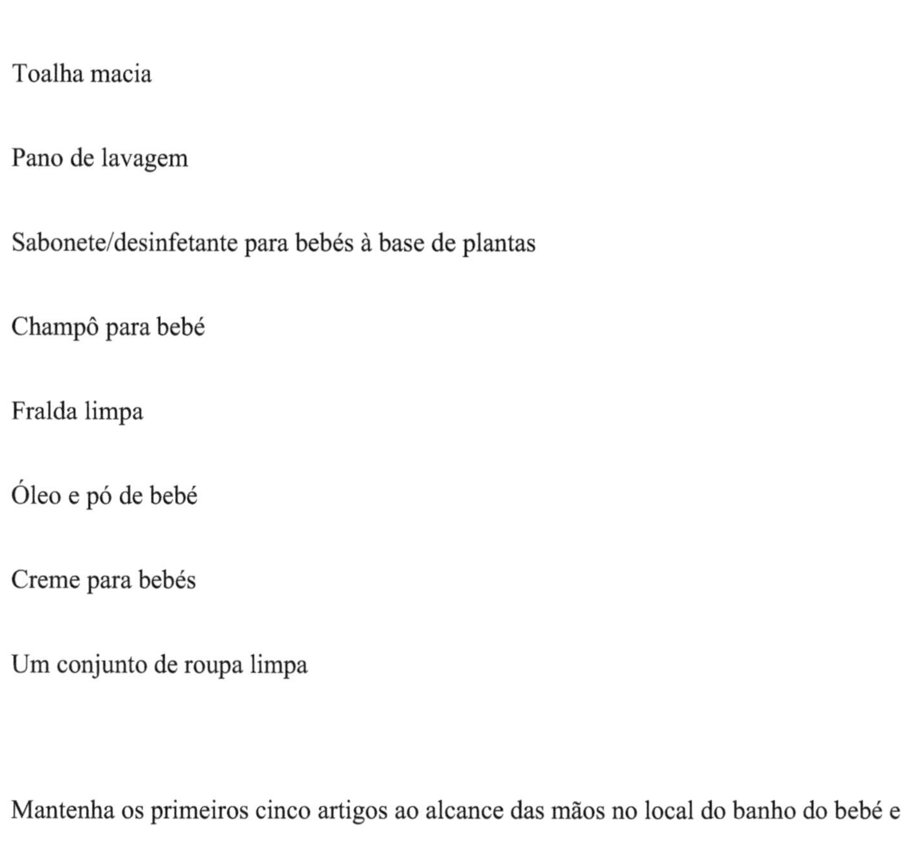

Toalha macia

Pano de lavagem

Sabonete/desinfetante para bebés à base de plantas

Champô para bebé

Fralda limpa

Óleo e pó de bebé

Creme para bebés

Um conjunto de roupa limpa

Mantenha os primeiros cinco artigos ao alcance das mãos no local do banho do bebé e os últimos artigos na zona de vestir, ou seja, no quarto dele!

PREPARAÇÃO DAS ÁGUAS BALNEARES

Nunca utilize água demasiado fria ou demasiado quente para dar banho ao bebé. No verão, pode ser utilizada água normal da torneira à temperatura ambiente. No inverno, pode ser utilizada um pouco de água morna; 32 a 37 graus Celsius.

Encher a banheira até um terço da sua profundidade e manter um balde cheio com água a esta temperatura por perto.

PASSOS A SEGUIR

1. **DESCARTAR - Despir** completamente o bebé num quarto confortável e envolvê-lo. Envolva-o numa toalha macia e leve-o para a zona do banho. Acalmar um pouco o bebé. Pode cantar ou utilizar brinquedos coloridos como um pato de borracha ou uma bola.

2. **INTRODUÇÃO DO BEBÉ À ÁGUA**

Segurando firmemente o bebé, com uma mão por baixo da cabeça e do pescoço e a outra por baixo das costas, coloque-o lentamente na água da banheira (1/4 da capacidade da banheira) a partir da extremidade dos pés. **NUNCA COLOQUE A ÁGUA PRIMEIRO NA CABEÇA!** Depois dos pés, deslize-o lentamente um pouco mais para cima até às coxas e deixe o seu corpo habituar-se à água acolhedora. De seguida, coloque lentamente a água na barriga, no peito, nos braços e nos ombros. Depois, lave-lhe o rosto com uma bola de algodão embebida em água e, por fim, ponha água na cabeça do bebé. Depois, pode deitar um pouco de água com uma caneca do balde que está à parte.

3. **APLICAR CHAMPÔ E SABONETE LÍQUIDO PARA O CORPO**

Utilize champô e gel de banho alternadamente. Diariamente, podem reduzir a humidade do corpo do bebé, deixando-o coçado e com escamas. Utilize um produto de limpeza suave para bebés e esfregue suavemente no corpo do bebé. Limpe bem debaixo do pescoço, braços e joelhos e nas zonas genitais.

Ao lavar o champô, utilize movimentos da frente para trás, esfregando ligeiramente o couro cabeludo. Lavar também o champô apenas no sentido inverso. Lavar bem o corpo com água limpa.

4. APÓS O BANHO - Envolva o bebé numa toalha macia e leve-o para a zona de vestir, depois de o secar, aplique óleo de bebé ou hidratante no seu corpo. Aplicar também um pouco de óleo no ânus e nos órgãos genitais. Pode utilizar pó de talco para bebés em zonas como o pescoço, os braços, os joelhos e as dobras dos genitais.

5. VESTIR - Agora vista o seu bebé com roupas limpas e adequadas à estação.

DO's

- Manter todos os artigos de banho prontos, ao alcance das mãos na casa de banho e os artigos de vestir prontos na área de vestir.
- Verificar a temperatura da água duas vezes, nas costas da mão ou no interior do pulso. Mantenha também um balde de reserva cheio de água quente à parte da banheira.
- Segure firmemente o seu bebé durante o banho.
- Se tomar banho após a massagem, mantenha um intervalo de pelo menos 30-40 minutos.
- Aconselha-se a utilização de uma banheira de plástico para minimizar o risco de lesões e a utilização de uma touca de banho de plástico macio para o bebé.
- Cuidado com as variações extremas de temperatura, por exemplo, depois do banho, nunca deixe o bebé ficar sob o ar rápido direto das ventoinhas, das

geleiras ou, no inverno, tente também dar banho e vestir o bebé num quarto fechado e deixe-o estar assim durante pelo menos 15 a 20 minutos, para que a sua temperatura corporal se ajuste à temperatura ambiente.

- Quando o bebé dominar a posição sentada e o controlo da cabeça e do pescoço, pode utilizar toucas de banho que protegerão os olhos e os ouvidos da água.

NÃO

- Nunca deixar o bebé sem vigilância durante o banho até aos primeiros 4-5 anos de idade.
- A água não deve estar demasiado fria ou demasiado quente.
- Nunca deitar água na cabeça para começar o banho. Começar pelos pés e ir subindo lentamente.
- Um bebé até aos 6 meses não necessita de banhos diários. Pode saltar um ou dois dias, mas limite-se ao ritual básico de limpeza das fraldas, do rosto e das mãos.
- Antes de escolher os produtos de higiene pessoal para o bebé, verifique sempre primeiro se é alérgico.
- Devem ser evitadas variações extremas de temperatura para evitar que o bebé se constipe.

Desfrute deste momento especial com o seu bebé. No final, ele será suficientemente crescido para fazer tudo sozinho. Até lá, crie memórias para as mamãs e desfrute das gargalhadas!

COMO MASSAJAR UM BEBÉ?

Há muito que a massagem está associada ao bem-estar tanto dos adultos como dos bebés. Pelos seus efeitos maravilhosos em vários sistemas do corpo humano, a massagem é tanto de natureza curativa como preventiva.

MASSAGEM PARA BEBÉ - É uma técnica de acariciar suavemente, juntamente com algumas outras manipulações suaves dos tecidos moles, feita por um pai ou um prestador de cuidados a um bebé. Sendo uma manobra calmante para o bebé, a massagem é uma oportunidade para estabelecer e aprofundar a ligação entre pais e filhos.

BENEFÍCIOS DA MASSAGEM-

Há muitos artigos de investigação publicados sobre os efeitos e benefícios da massagem tanto para o bebé como para os pais. A associação positiva foi aceite em todo o mundo e em todas as civilizações.

DESENVOLVIMENTO SENSORIAL - Estimula o desenvolvimento sensorial do tato. O toque, que é a forma básica e simples de comunicação entre um bebé e os pais, pode ser utilizado para acalmar ou despertar o bebé com a ajuda da massagem. O bebé reconhece e aprende a reagir a um toque familiar ou não familiar. O aroma do meio de massagem, como o óleo ou o creme, também estimula o desenvolvimento do olfato.

DESENVOLVIMENTO MOTOR - ao estimular o sistema nervoso, a massagem ajuda a encorajar o desenvolvimento das capacidades motoras.

DESENVOLVIMENTO PSICOSSOCIAL - ao melhorar o desenvolvimento sensorial e a ligação entre o bebé e os pais, a massagem contribui para o desenvolvimento psicológico e social, tal como sugerido em muitos estudos.

RELAXAMENTO - ao estimular a libertação de oxitocina (hormona do bem-estar) e ao dificultar a libertação de cortisol (hormona causadora de stress), a massagem induz o relaxamento muscular e ajuda no crescimento. Tem efeitos calmantes e suavizantes em crianças com capacidades diferentes, como crianças afectadas por PC ou síndrome de Down.

AGENTE INDUZINTE DO SONO - como a massagem relaxa o corpo, aumenta a qualidade do sono. Esta é a razão pela qual muitos pais optam por massajar os bebés antes da hora de dormir. Liberta melatonina, que é uma hormona reguladora do sono.

REFORÇO DA IMUNIDADE - devido aos efeitos positivos globais nos sistemas do corpo e à libertação de certas substâncias neuroquímicas, verifica-se que a imunidade dos bebés aumenta.

MELHORA A CIRCULAÇÃO - a massagem regular tem efeitos positivos no sistema circulatório, melhorando o fluxo sanguíneo, o que leva a uma melhor qualidade da pele e à remoção de resíduos das várias células do corpo. Graças a este efeito, a massagem é particularmente útil para aliviar a congestão nos bebés.

GANHO DE PESO - A massagem estimula o ganho de peso e, por isso, é recomendada para bebés prematuros.

OUTROS EFEITOS - A massagem estimula as endorfinas, os analgésicos naturais do corpo, podendo assim aliviar a dor da dentição. Também aumenta a mobilidade e a flexibilidade das articulações.

Diminui a DEPRESSÃO PÓS-PARTO - Foi relatado que as mães ativamente envolvidas na massagem dos seus bebés apresentam menos sintomas de depressão pós-parto. Os pais que participam ativamente na massagem dos seus bebés apresentam uma melhor autoestima e interagem ativamente com o bebé depois.

QUANDO COMEÇAR A MASSAGEM DO BEBÉ?

Geralmente, a massagem adequada do bebé deve ser evitada nos primeiros dias, uma vez que a barreira cutânea ainda não está devidamente desenvolvida. Esta é muito frágil e pode ser danificada involuntariamente. O ideal é esperar até que o bebé complete pelo menos um mês de idade, pois oferece muitos benefícios como

- O vérnix (substância branca e pegajosa que cobre o bebé no útero) é naturalmente absorvido durante este período. É um ótimo hidratante e não deve ser removido. Ajuda a reforçar a barreira cutânea do bebé contra a secura e as infecções.

- Os restos do cordão umbilical desprendem-se e secam, diminuindo assim as hipóteses de possíveis lesões ou infecções no cordão.
- A pele é menos sensível do que à nascença.
- O bebé é mais sensível e reativo do que à nascença.

QUANDO MASSAJAR O BEBÉ?

O momento da massagem é uma decisão subjectiva. Algumas pessoas preferem a massagem antes do banho, enquanto outras defendem a massagem do bebé imediatamente antes da hora de dormir, de modo a melhorar o sono. Para as crianças com pele extremamente seca, a massagem também pode ser feita após o banho, de modo a que os efeitos hidratantes do meio de massagem (óleo ou creme) possam ser mantidos durante mais tempo.

De um modo geral, o momento da massagem deve ser escolhido quando-

- O bebé está bem alimentado e tranquilo.
- O bebé não está mal-humorado ou irritado devido à privação de sono.
- Não há nenhuma condição médica em que a massagem seja contraditória.

MEIO DE MASSAGEM

O óleo, o creme ou a loção podem ser utilizados como lubrificante para a massagem, de modo a permitir um fluxo suave de movimentos. Há uma variedade de produtos lubrificantes disponíveis no mercado que afirmam ser "seguros para o bebé". Embora a escolha de um meio de massagem seja, mais uma vez, uma decisão subjectiva, é melhor ter em conta estes pontos ao tomar a sua decisão

Os meios fragmentados ou perfumados, com um aroma forte, podem revelar-se irritantes. Os óleos alimentares devem ser evitados, uma vez que são processados quimicamente e não são adequados. Recomenda-se a utilização de óleos naturais como o óleo de grainha de uva, de coco ou de mostarda não processados.

Antes de prosseguir, é sempre necessário verificar se o bebé tem alergia ao produto. Para isso, aplique uma gota do produto na pele do bebé e aguarde 24 horas. Verifique atentamente se existem reacções possíveis, como vermelhidão, comichão ou inchaço, etc.

PROCEDIMENTO DE MASSAGEM

Sente-se numa cama baixa ou num chão alcatifado, numa sala com temperatura controlada, com a ventilação necessária e luzes naturais, coloque uma toalha ou um lençol de massagem à sua frente, onde o bebé será colocado. Mantenha os objectos necessários, como o material de massagem, as fraldas, as toalhitas e o conjunto de panos extra, à distância de um braço. Agora, siga os passos indicados.

1. familiarização - Em primeiro lugar, segure o seu bebé de forma carinhosa e suave. Acaricie o corpo do bebé com carinho para o pôr à vontade e reduzir as apreensões.

2 - Observe a linguagem corporal dele enquanto o despe e lhe toca para a massagem. Se ele não fizer nenhum gesto de mau humor, avance. Se ele se sentir desconfortável, pare imediatamente.

3. massagem dos pés e das pernas - Coloque um pouco de óleo nas palmas das mãos e espalhe-o uniformemente esfregando um pouco. Comece agora a massajar os pés do bebé com o polegar e os dedos, primeiro acariciando-os suavemente e depois exercendo uma pressão ligeira a moderada em pequenos movimentos circulares. Não puxe os dedos dos pés como os adultos fazem na massagem. Agora, acariciando os pés do calcanhar aos dedos, passe para o tornozelo. Massajar o tornozelo em movimentos circulatórios à volta da articulação. Depois, para os músculos da barriga da perna e da coxa, utilize uma força ligeira para acariciar e movimentos de torção lentos para a parte volumosa.
4. braços e mãos - O procedimento é mais ou menos o mesmo que o utilizado para as pernas. Começa-se com a mão e os dedos e passa-se à massagem do pulso em movimentos semelhantes aos da colocação de pulseiras. Virar as mãos e massajar as costas da mão, o pulso e o antebraço da mesma forma. Prolongar os movimentos até aos braços.
5. ombros e peito - A partir do meio do peito, estenda a mão para ambos os ombros com as palmas das mãos e os dedos em movimentos circulares. Repita os movimentos circulares suavemente. O movimento pode ser como traçar a forma de um coração.
6. zona do ventre - Como esta zona é muito delicada, evite a mais pequena pressão sobre ela. Coloque as palmas das mãos suavemente por baixo dos ossos do peito. Agora faça movimentos circulares no sentido dos

ponteiros do relógio à volta do umbigo, primeiro de fora para dentro e depois de dentro para fora. Evite qualquer pressão imediata e na zona naval.

7. rosto e cabeça - Como os bebés têm tendência a mexer muito a cabeça e o rosto, é preciso ter cuidado com o posicionamento para evitar acidentes. Uma vez bem colocado, coloque os dedos indicadores no centro da testa do bebé. Agora, comece lentamente a acariciar o contorno do rosto do bebé até ao queixo. A partir daí, mova os dedos para as bochechas do bebé e massaje-as em movimentos circulares. Repita as carícias algumas vezes. Depois do rosto, acaricie suavemente a cabeça do bebé com as pontas dos dedos, como se estivesse a lavar o bebé com champô. Não aplique mais pressão, pois o crânio do bebé é muito delicado. A "zona mole" do crânio deve ser cuidada.
8. Costas - para massajar as costas, colocar o bebé de barriga para baixo, com as mãos à frente. Coloque os dedos e as palmas das mãos sobre a parte superior das costas e faça movimentos circulares que se projectem na direção das omoplatas. Em seguida, desloque-se para baixo, em direção à parte inferior das costas e às nádegas. Comece pelo meio da coluna vertebral e massaje circularmente em direção às laterais. Siga o mesmo procedimento para as nádegas.

CONDIÇÕES EM QUE A MASSAGEM PODE SER BENÉFICA-

Há muitas doenças em que a massagem pode ser benéfica para

aliviar os sintomas e aliviar o bebé. As condições podem envolver

- Prisão de ventre, gases, cólicas
- Tosse e congestão
- Refluxo gastroesofágico
- Soluços
- Icterícia
- Vacinação
- Dentição

CAPÍTULO 5

5. SAÚDE E NUTRIÇÃO

(0-6 meses)

As necessidades nutricionais de um recém-nascido são bem satisfeitas pelo LEITE MATERNO que é, sem dúvida, um dos néctares mais puros que existem! Está provado que é um alimento completo para os bebés desde sempre e desde todas as civilizações. Na Índia, o aleitamento materno é quase uma cultura. À medida que o bebé cresce, também a composição do leite materno se adapta naturalmente às necessidades nutricionais do bebé.

LEITE MATERNO - o que é?

Cada mulher é especial, pois só ela pode fazer a comida perfeita para o seu bebé. O leite é segregado pelos seios após o parto e é produzido por células especiais, chamadas ductos alveolares, presentes nos seios. Uma hormona chamada Prolactina desencadeia a formação do leite. A quantidade desta hormona aumenta quando o bebé mama no peito e a prolactina estimula a produção de mais leite.

NOTA- A produção de leite é, portanto, um processo ativo. Mais sucção produzirá mais leite.

PORQUE É QUE O BF É IMPORTANTE?

O leite materno contém uma combinação única de nutrientes necessários ao crescimento do bebé. Também contém anticorpos muito ricos que ajudam a combater doenças.

- Protege o bebé, reforçando o seu sistema imunitário.
- O primeiro leite amarelo espesso, chamado colostro, é também conhecido como OURO LÍQUIDO, pois é muito rico em valor nutritivo e antibiótico. Deve ser dado ao bebé.
- 3-5 dias após o nascimento, começa a produção de leite maduro. Será mais fino e mais branco do que o colostro. Terá a quantidade certa de gordura, açúcar, água e proteínas para ajudar o bebé a crescer. Durante os próximos meses, a composição do leite materno irá ajustar-se de acordo com as necessidades nutricionais do bebé.
- O leite materno é mais fácil de digerir do que o leite em pó ou o leite de vaca.

Amamentar ou dar de mamar!

A análise comparativa entre o aleitamento materno e a alimentação com fórmula provou que

- As fórmulas alimentares são mais difíceis de digerir do que o leite materno para os bebés.
- Amamentar é mais barato do que alimentar com fórmula em qualquer altura!
- Nenhum alimento formulado pode igualar exatamente a composição

nutricional do leite materno.

- A investigação mostra que os bebés amamentados têm uma imunidade mais forte do que os bebés alimentados com leite artificial.
- O aleitamento materno reduz o risco de infecções nos ouvidos, infecções respiratórias, diarreia, etc. nos bebés.
- Também a longo prazo, os bebés amamentados revelaram uma baixa ocorrência de diabetes tipo 1 e 2, asma, obesidade, doenças cardíacas e alergias quando crescem.

Mesmo para as mães, amamentar o bebé durante mais tempo é muito benéfico.

- A amamentação poupa mais energia, uma vez que não é necessário preparar o leite, nem lavar e esterilizar utensílios e recipientes.
- Durante a noite, mesmo com mamadas frequentes, a mãe que amamenta descansa mais do que aquela que tem de ir constantemente à cozinha para preparar leite em pó.
- A intimidade que a amamentação proporciona à mãe e ao bebé é comparável ao céu. Dá uma sensação de poder e de satisfação à mãe, que está literalmente a dar partes de si para ajudar o bebé a crescer. A alimentação com fórmula não dá esse poder.
- É a maneira mais longa, mas segura, de perder os quilos a mais que as mães ganharam durante a gravidez!
- As mães que amamentam são também menos propensas a contrair

diabetes de tipo 2 e cancros da mama e do ovário.

- O aleitamento materno também ajuda as novas mães a lidar com a depressão pós-parto e com a perda excessiva de sangue após o parto.

APRENDER A AMAMENTAR - A amamentação é uma competência que pode ser bem aprendida com tempo e paciência. As futuras mães podem procurar e obter orientação durante a gravidez, sob a forma de aulas pré-natais dadas pelo médico. Podem também receber ajuda e orientação de familiares e amigos que tenham experiência de amamentação no passado. No entanto, devem certificar-se de que aprendem em equipa, envolvendo o seu parceiro e familiares próximos.

PASSOS A SEGUIR-

1) Em primeiro lugar, esteja preparada para dar tempo ao tempo. Não se esqueça de que a formação de leite no corpo da mãe ocorre em resposta à sucção do bebé.

2) Iniciar o aleitamento materno na primeira hora do nascimento, tendo em conta a saúde da mãe no momento, o aleitamento materno deve ser expresso e dado ao bebé se necessário.

3) Pegar no peito - Depois de a mãe ter pegado no bebé ao colo e estar confortavelmente sentada, deve ensinar o bebé a pegar no peito. Para isso, tem de segurar o bebé junto ao seu peito nu, com a boca ou as narinas do bebé ao nível do mamilo. Normalmente, os bebés pegam automaticamente no peito pelo aroma do leite, mas, em alguns casos, pode ser necessário fazer cócegas no lábio inferior do bebé com

o mamilo do peito e, mais cedo ou mais tarde, ele pegará no peito.

4) O bebé precisa de ser alimentado 8-12 vezes durante 24 horas. Cada mamada pode demorar 15-20 minutos ou mais.

5) A mãe precisa de aprender os sinais de fome do bebé. Ele pode ficar mais alerta e ativo ou pode chorar ou perseguir os lábios. Pode tentar chupar qualquer coisa que entre em contacto com as suas bochechas e lábios.

6) Siga sempre a orientação do bebé quando se trata de o alimentar. Quando terminar, o bebé deixará o peito ou adormecerá com a barriga cheia. É de notar que alguns bebés tendem a dormir mesmo depois de apenas duas ou três mamadas. Para estes amantes do sono, a mãe deve estar sempre a fazer-lhes cócegas nos pés ou a esfregar-lhes a orelha para que possam ter uma alimentação completa.

7) As mães devem certificar-se de que o bebé arrota depois de cada mamada, caso contrário o leite pode regurgitar da boca e do nariz do bebé.

BOTTLE-FEED

Por vezes, o corpo de uma recém-mamã pode não amamentar, por uma razão ou por outra. Neste caso, 1) peça ao médico que lhe dê um medicamento para iniciar a lactação.

2) Tentar o método pele a pele. Isso pode despoletar a lactação.

3) Procurar remédios caseiros para a lactação.

Mesmo que, depois de tudo isto, a lactação não aconteça, não se preocupe. Existem outras opções para manter o seu bebé alimentado e saudável.

1) Pode utilizar-se leite em pó. Existem muitas opções. Os leites em pó recentemente disponíveis têm quase, mas não exatamente, a mesma composição que o leite materno.

2) Uma vez aberto, este pó deve ser armazenado em embalagens herméticas.

3) As instruções de utilização estão impressas nas embalagens de acordo com a idade.

4) A quantidade total de leite a alimentar num dia é calculada de acordo com o peso do bebé. São necessários 150 ml de leite por kg de peso corporal por dia.

5) O horário da alimentação e tudo o resto é igual ao dos bebés alimentados com leite materno.

NOTA- a) Nunca utilizar leite de vaca para o bebé, pois é deficiente em ferro.

b) Caso seja inevitável, pode utilizar-se leite de cabra.

COMO SABER SE O BEBÉ ESTÁ A MAMAR O SUFICIENTE-

- Mantenha uma tabela de alimentação à mão ao lado da cama e anote os horários e a duração da alimentação.
- Se os seios ficarem macios e mais leves depois da mamada, é porque o bebé está saciado.
- Se o bebé arrotar sozinho, é porque teve leite suficiente.
- Se o bebé estiver a urinar de forma clara a amarela clara 8-20 vezes

por dia

- Se o bebé sujar 4-6 fraldas por dia.

NOTA- Após cada mamada, limpar o excesso de leite dos mamilos. Depois, aplique um hidratante adequado para crianças, como o creme de leite.

PROBLEMAS EM MÃES RECENTES-

1) NÃO LACTAÇÃO - Pode acontecer inicialmente com qualquer mãe recente. O leite materno surge um ou dois dias após o contacto pele a pele com o bebé. Mas se a lactação não ocorrer de todo, consulte o seu médico para obter medicação e suplementos.

2) MENOS PRODUÇÃO DE LEITE - Se a mãe sentir que o seu leite não é capaz de saciar o bebé, pode

- Verificar se todos os poros do leite estão abertos
- Continuar a alimentar e a bombear para estimular a produção de mais leite.
- Ter uma alimentação nutritiva.

3) PRODUÇÃO EXCESSIVA DE LEITE - Algumas mães têm uma produção excessiva de leite que pode causar dor e ingurgitamento dos seios. Para isso, a mãe precisa de extrair esse leite extra. Pode guardá-lo para utilização futura ou dá-lo ao hospital mais próximo para que as novas mães que não possam amamentar por qualquer razão ou os bebés órfãos o possam utilizar.

4)TUBO ENTUPIDO/MASTITE - O tubo entupido ocorre quando um tubo de leite não é drenado corretamente e fica inflamado. Pode causar um nódulo doloroso no peito sem qualquer febre. Se, com o ducto entupido, houver febre, isso indica uma infeção mamária conhecida como mastite. Para tratar este problema, a mãe pode tentar fazer compressas quentes e massagens. Se o problema persistir, contacte o seu médico.

5)MAMILOS INVERTIDOS/CHATOS - Os mamilos planos são aqueles que se viram para dentro em vez de sobressaírem quando estimulados. Por vezes, dificultam a amamentação, pois não sobressaem quando o bebé mama. Se for esse o caso, a mãe pode ter de os puxar com os dedos ou tentar bombear o peito.

PROBLEMA EM BEBÉS-

1) MÁ FECHO - Torna difícil a alimentação do bebé. Para resolver este problema, ensine-o a pegar no peito como já foi dito.

2) ABERTURA DOS POROS- Se os poros do leite nos mamilos não estiverem completamente abertos, o bebé pode continuar a chorar de fome mesmo depois de uma longa sessão de alimentação. Para resolver este problema, utilize uma compressa quente sobre os mamilos e, em seguida, esprema o leite à força com as duas mãos. Isto pode abrir todos os poros.

3) CONFUSÃO- Se forem utilizados diferentes métodos de alimentação ou chupetas durante a amamentação, o bebé pode não se alimentar corretamente devido à confusão, uma vez que o padrão de sucção é diferente quando se alimenta do peito, do biberão e da colher. Isso pode irritar o bebé.

A FAZER-

1) A mãe que amamenta deve comer alimentos leves e nutritivos para evitar problemas gástricos nos bebés.

2) A mãe que está a amamentar deve adicionar suplementos de cálcio, vitamina D e ferro à sua dieta durante o período de amamentação.

Aconselha-se a amamentação exclusiva do bebé durante, pelo menos, os primeiros 6 meses de vida. Nem sequer é necessário dar água. Para garantir uma nutrição adequada, as mães devem ter uma dieta bem equilibrada e todos os nutrientes chegarão também ao seu bebé. É interessante saber que as investigações provaram repetidamente que os bebés aceitam e reconhecem os diferentes sabores dos alimentos à medida que os percepcionam através do leite materno. Mais tarde, este facto pode desempenhar um papel importante na escolha dos alimentos. Por isso, para inculcar hábitos alimentares saudáveis no seu bebé mais tarde, comece a adicionar tudo isto à sua comida enquanto o alimenta. O bem-estar do seu bebé é a prioridade máxima. Faça o que for preciso para o preservar!

ACIMA DE 6 MESES

O desmame é um processo de passagem do bebé de uma dieta exclusivamente láctea para alimentos sólidos, e é evidente que este processo é muito subjetivo e gradual. O conselho da maioria dos pediatras é que é melhor começar o desmame aos 6 meses de idade, mas pode ser em qualquer altura entre os 5 meses e mais meses.

PORQUÊ NÃO DESMAMAR ANTES DOS 6 MESES?

Porque o sistema digestivo do bebé ainda não está preparado. Está naturalmente apto a digerir apenas o leite materno. Após os 6 meses de idade, começam a aparecer no sistema digestivo do bebé enzimas para digerir vários componentes alimentares.

Porque é que o desmame é importante?

Porque, mesmo quando o leite é um alimento quase completo, *não gostaria que o seu filho adulto se encolhesse apenas com a dieta do leite, uma vez que a natureza tem muito para oferecer ao paladar humano.* Além disso, uma dieta saudável é uma combinação de todos os alimentos que oferecem o seu melhor para satisfazer plenamente as necessidades nutricionais do corpo humano e não apenas o leite. Como os nossos bebés estão a crescer, precisam de uma dieta completa relevante para a idade, incluindo os principais componentes da nutrição, como os hidratos de carbono, as proteínas e as gorduras, que provêm de outros alimentos vegetarianos ou não vegetarianos, e não apenas do leite. É por isso que precisamos de um desmame adequado.

Quando é que o bebé está pronto para o desmame?

Os bebés apresentam diferentes sinais que podem ser considerados como estando prontos para o desmame. Estes podem ser

- Quando o bebé consegue sentar-se com firmeza e segurar corretamente a cabeça e o pescoço.

- Quando ele parece mais interessado no seu prato do que na sua alimentação.
- Quando conseguem coordenar bem os olhos, as mãos e a boca, como seguir os alimentos, tentar apanhar/segurar os alimentos e tentar pô-los na boca.
- Quando o bebé consegue engolir voluntariamente, ou seja, quando a sucção ou a deglutição por reflexo da língua tiverem diminuído.

NOTA - *mastigar os punhos, acordar frequentemente durante a noite e exigir mamadas extra podem obrigá-la a começar o desmame, mas podem dever-se a outras razões, como o aperto das gengivas (dentição), surtos de crescimento ou simplesmente o desejo de ser acariciado! Por isso, não os tome como um sinal para o desmame.*

Regras gerais para o desmame

- Acompanhe sempre o bebé e leia os sinais de engasgamento antes da cabeça, se existirem.
- Captar primeiro o interesse do bebé pela comida. Faça com que a apresentação dos alimentos seja tentadora e convidativa. Deixar o bebé olhar, sentir e comer ou mais brincar com os alimentos (sei que vai ser confuso).
- Introduzir qualquer novo alimento pelo menos durante 3-4 dias, repetidamente à mesma hora todos os dias. Se o bebé o comer durante 3-4 dias consecutivos, considere que esse alimento foi aceite e pode introduzir outro alimento da mesma forma. Caso contrário, pare e espere algum tempo para voltar a introduzir esse alimento.

- Nunca adicione açúcar ou sal aos primeiros alimentos do bebé, pois o seu sistema ainda não está preparado para açúcar artificial ou sais marinhos. Deixe-o apreciar os sabores naturais dos seus primeiros alimentos. O açúcar natural dos frutos é suficiente para o efeito.
- Introduzir os alimentos a partir de purés quase liquefeitos, semissólidos e sólidos. Por exemplo, se quiser introduzir a cenoura, dê-lhe primeiro em puré e, após alguns meses, cenoura cozida ou em chichi e, mais tarde, cenoura em legumes.
- Utilize primeiro pequenas quantidades de alimentos, por exemplo, meia colher, e depois aumente-as de acordo com o interesse do bebé.
- Tenha sempre em atenção a existência de alergias alimentares ou reacções anormais quando introduzir novos alimentos.
- Nunca pára de dar leite.

Para inculcar hábitos alimentares saudáveis e garantir um crescimento adequado, é muito importante o desmame gradual com alimentos saudáveis.

CAPÍTULO 6

6. ALIMENTOS A EVITAR DURANTE O PRIMEIRO ANO DE VIDA DO BEBÉ

Embora seja aconselhável adicionar gradualmente alimentos sólidos para além do leite quando o bebé completa 6 meses, há ainda alguns alimentos que devem ser evitados no primeiro ano. Há várias razões pelas quais devemos evitar um determinado alimento para o bebé. Estas podem ser devidas a

- Reacções alérgicas
- Perigos de asfixia
- Outros motivos - Incompetência nutricional

Alergénios alimentares a evitar-

- Os frutos secos, como os amendoins e os ovos, são os alimentos mais comuns que causam alergia nos bebés. Por isso, é melhor não os começar a comer no primeiro ano. Se houver um historial familiar de alergias a estes alimentos, pode ser necessário esperar ainda mais tempo antes de os introduzir no bebé, também com consulta médica.
- Os mariscos como os crustáceos (camarões, caranguejos) são também alergénios comuns e devem ser evitados até o bebé ser muito mais velho.
- Os morangos e os alimentos cítricos são também alergénios assinalados em

alguns dos casos relatados.

- Os chocolates e o leite também podem desencadear alergias alimentares, embora numa percentagem relativamente menor da população. Se o bebé for intolerante ao leite, o leite de soja pode ser uma alternativa.

COMO VERIFICAR SE HÁ ALERGIA ALIMENTAR?

Introduza pequenas quantidades de alimentos no bebé e esteja atento a possíveis reacções como erupções cutâneas, inchaço, indigestão ou febre, etc. A maioria das alergias alimentares manifesta sintomas no espaço de horas ou até 24 horas. Se observar algum destes sintomas, corte esse alimento da ementa do bebé. Procure uma consulta médica adequada.

ALIMENTOS COM RISCO DE CHOQUE-

Alguns alimentos podem causar engasgamento nas crianças, pelo que é melhor evitá-los pelo menos no primeiro ano de vida. Estes podem incluir

- Os frutos secos, como os amendoins, os pistácios, etc., podem provocar choques, pelo que devem ser evitados.
- As amêndoas e as passas, se forem dadas sem serem demolhadas e trituradas, podem causar riscos de asfixia.
- Frutos como uvas e bagas pequenas, se forem dados, pois podem provocar asfixia.
- Pedaços grandes ou grossos de legumes como cenouras, pepinos ou frutas como

a banana podem causar engasgamento nos bebés.

- Os rebuçados ou geleias e as pipocas também podem causar engasgamento, pelo que devem ser evitados.

OUTROS ALIMENTOS PERIGOSOS QUE DEVEM SER EVITADOS-

LEITE DE VACA - o leite de vaca não deve ser introduzido antes do primeiro ano de vida, uma vez que é composto por proteínas mais complexas e tem um elevado teor de sódio, o que dificulta o delicado sistema digestivo do bebé. Além disso, é deficiente em ferro, que é importante para o organismo do bebé.

MEL - Deve ser evitado no primeiro ano de vida do bebé, pois pode conter esporos de clostridium Botulinum que, embora inofensivos, podem ser prejudiciais para os bebés, pois podem causar botulismo, que pode ter efeitos adversos no bebé.

LEITE NÃO PASTEURIZADO - Contém bactérias perigosas que podem provocar indigestão, pelo que deve ser evitado.

CAFÉ E CHÁ - Contêm cacau que pode interferir com a absorção de cálcio nos bebés. Por isso, é aconselhável evitá-los para crianças e bebés.

BEBIDAS CARBONADAS - Contêm muito açúcar, sódio e aromas artificiais, que estão associados à agressividade das crianças. Por isso, é melhor evitá-las durante o máximo de tempo possível.

SAL E AÇÚCAR EXTRA - Para além do açúcar ou do sal naturais presentes em vários legumes e frutos, não devem ser adicionados à comida do bebé, pelo menos durante o primeiro ano de vida. Fazem mais mal do que bem.

ALIMENTOS DO MAR - Os peixes do mar, como o atum, podem ser ricos em mercúrio, pelo que devem ser evitados pelo menos durante o primeiro ano.

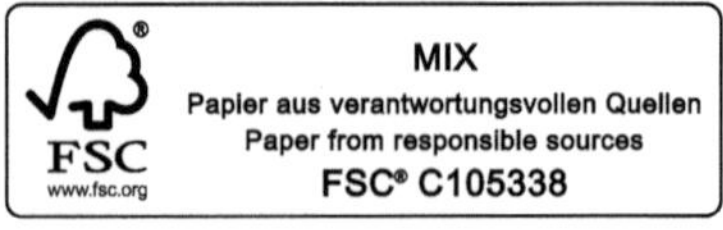

Printed by Books on Demand GmbH, Norderstedt / Germany